口袋里的皮肤科医生

银屑病

主审：李　斌

编绘：李福伦

　　　冯心怡

　　　段彦娟

　　　郭冬婕

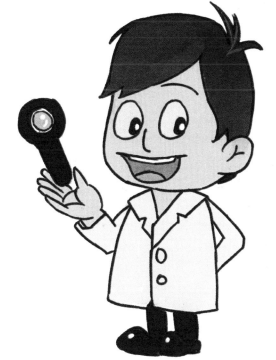

U0273004

中国中医药出版社

·北　京·

图书在版编目（CIP）数据

银屑病 / 李福伦等编绘 . — 北京：中国中医药出
版社，2020.8
（口袋里的皮肤科医生）
ISBN 978-7-5132-6274-3

Ⅰ . ①银… Ⅱ . ①李… Ⅲ . 银屑病—诊疗
Ⅳ . ① R758.63

中国版本图书馆 CIP 数据核字（2020）第 108144 号

中国中医药出版社出版

北京经济技术开发区科创十三街 31 号院二区 8 号楼
邮政编码 100176
传真 010-64405750
山东临沂新华印刷物流集团有限责任公司印刷
各地新华书店经销

开本 889×1194 1/24 印张 1.75 字数 23 千字
2020 年 8 月第 1 版 2020 年 8 月第 1 次印刷
书号 ISBN 978-7-5132-6274-3

定价 18.60 元
网址 www.cptcm.com

社 长 热 线 010-64405720
购 书 热 线 010-89535836
维 权 打 假 010-64405753

微信服务号 zgzyycbs
微商城网址 https://kdt.im/LIdUGr
官 方 微 博 http://e.weibo.com/cptcm
天猫旗舰店网址 https://zgzyycbs.tmall.com

如有印装质量问题请与本社出版部联系（010-64405510）

丛书简介

随着社会经济的发展、人们生活节奏的加快，皮肤病发病率逐年增高。大部分皮肤病虽然不会危及生命，但对患者生活、工作以及人际交往造成严重困扰，影响患者身心健康。

本系列丛书旨在向读者科普常见皮肤疾病，通过简单易懂、生动有趣的漫画，让患者和家属了解皮肤病的发病原因、常见表现、基本治疗手段以及日常养护，以期达到提高大众知晓率、消除恐惧以及走出误区的目的。

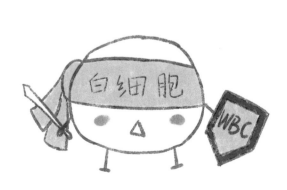

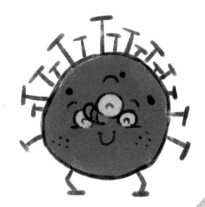

目　录

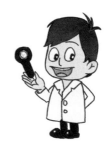

第一章
走近银屑病

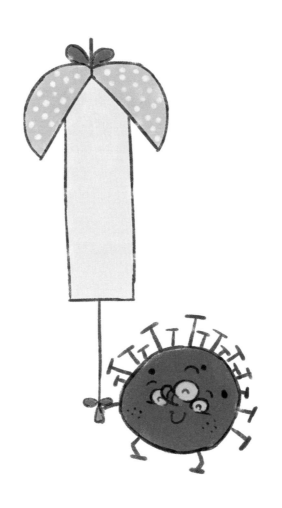

　　银屑病（psoriasis）是一种慢性炎症性皮肤病，临床表现以红斑、鳞屑为主。

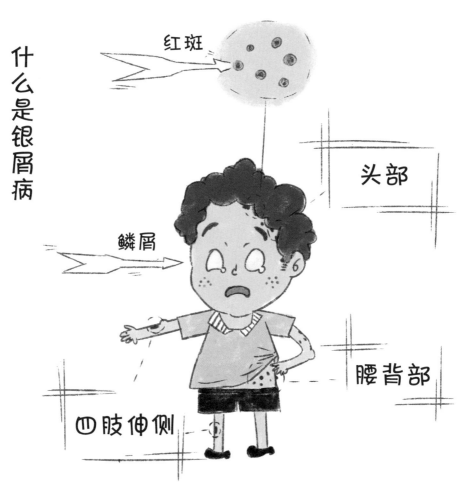

什么是银屑病

红斑

鳞屑

头部

腰背部

四肢伸侧

　　银屑病全身皆可发病，一般好发于头皮、腰背部、四肢伸侧。

银屑病易发人群与季节

　　银屑病各年龄阶段人群皆可发生，多见于儿童、青壮年人群。

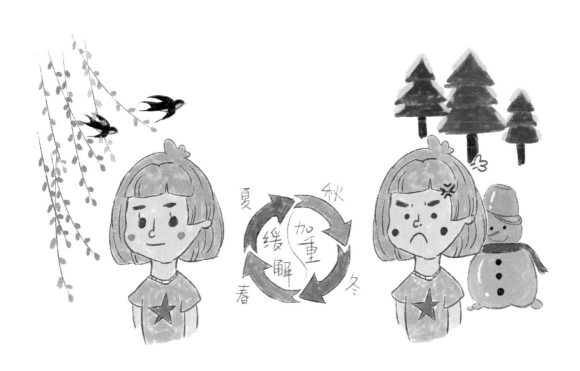

　　银屑病多在秋冬季节加重，部分类型呈周期性发作。

发生银屑病时，我们的皮肤怎么了

皮肤分为表皮和真皮两层，表皮层分为角质层、颗粒层、棘细胞层和基底层，其中基底层又称生发层。

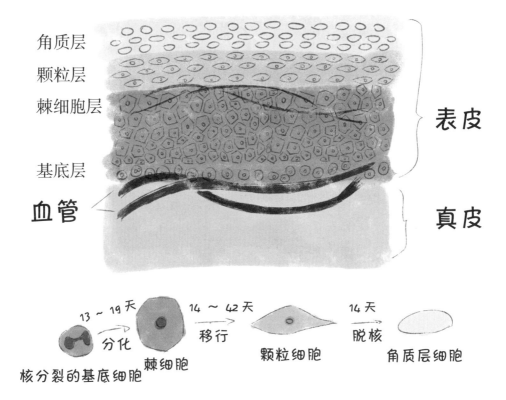

正常表皮由基底细胞向上分化，13～19天后分化为棘细胞，14～42天后移行至颗粒层，14天后细胞脱核退化，移至角质层表面脱落。这是一个完整的表皮代谢过程。

当银屑病发生时，表皮细胞角化过度及角化不全，颗粒层细胞减少或消失。

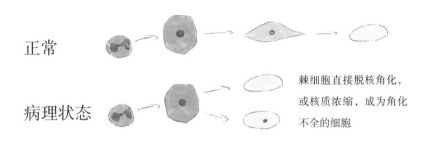

正常

病理状态　　棘细胞直接脱核角化，或核质浓缩，成为角化不全的细胞

毛细血管扩张充血，皮肤表现为红斑。　　　　皮肤细胞角化过度，皮肤表现为磷屑。

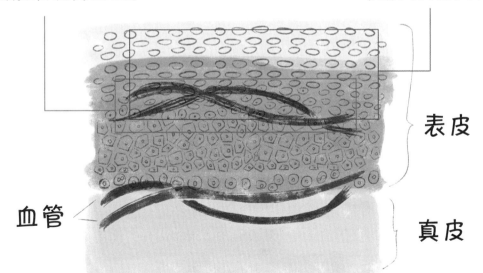

表皮

血管

真皮

为什么会得银屑病

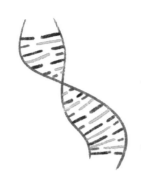

遗传

部分患者有家族性发病史和遗传倾向。银屑病是遗传因素与环境因素等多种因素相互作用的多基因遗传病。

感染

临床研究表明，链球菌感染可能与银屑病发病有关。本病的发生与病毒和真菌感染也存在一定关系。

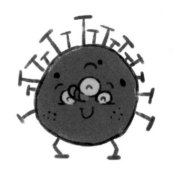

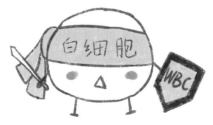

白细胞

WBC

免疫

银屑病是免疫介导的炎症性皮肤病，其发病与炎症细胞浸润和炎症因子有关。

其他可能的致病因素

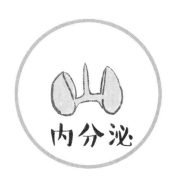

内分泌

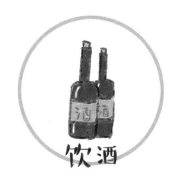

饮酒

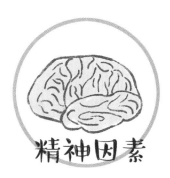

精神因素

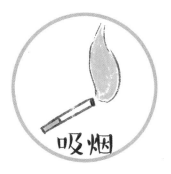

吸烟

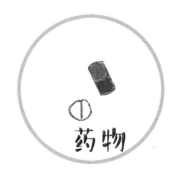

药物

即使目前银屑病的病因尚不明确，临床却不乏有效治疗银屑病的方法。在下一章中，将会介绍目前临床应用于银屑病的各类治法。

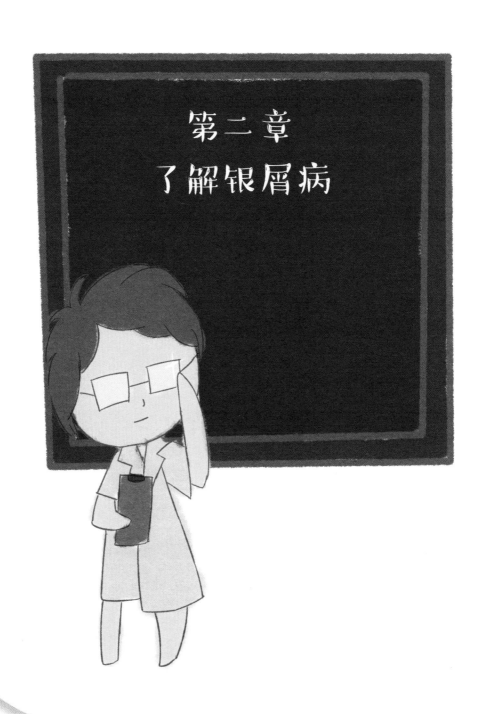

第二章
了解银屑病

银屑病的"四大家族"

每个家族都有自己的特色，相互独立，有时候可以部分交叉，甚至可以互相转化，如寻常型银屑病处理不好可以转变为红皮病型银屑病。寻常型银屑病占90%以上，是最大的一个家族，我们这里主要讲的就是它啦！

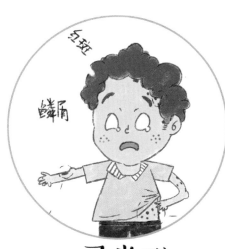

寻常型

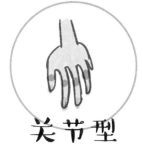

关节型

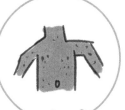

红皮病型

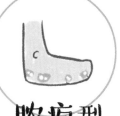

脓疱型

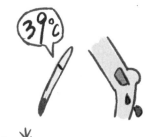

皮损突然发作，或新发皮疹增多，多由寒冷、感冒、发热或者外伤引起，这个阶段积极治疗往往会有较好效果，医生也能尽快控制住病情。

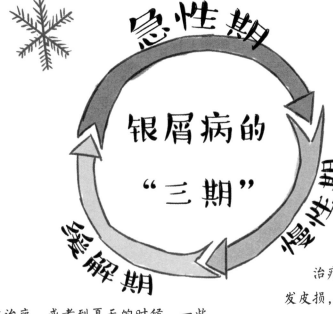

银屑病的"三期"

急性期

慢性期

消解期

经过治疗，或者到夏天的时候，一些患者病情自然缓解，皮损变薄、鳞屑减少、面积减小，病情进入消退期，也许很快就可以"守得云开见月明"了。

治疗一段时间后，已无新发皮损，老皮损消退缓慢，呈斑块状，鳞屑也较多。患者身上像披了一层铠甲，像牛领之皮，故银屑病又称"牛皮癣"，多是基于此时的特点，治疗陷入僵持，患者易灰心丧气。

呼

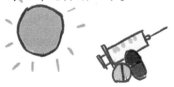

银屑病的"轻""中""重"

银屑病的严重程度评价方法有多种，最直接的就是按皮损面积分轻、中、重度了。如果我们把体表面积作为100%，那一个手掌的面积就是1%。

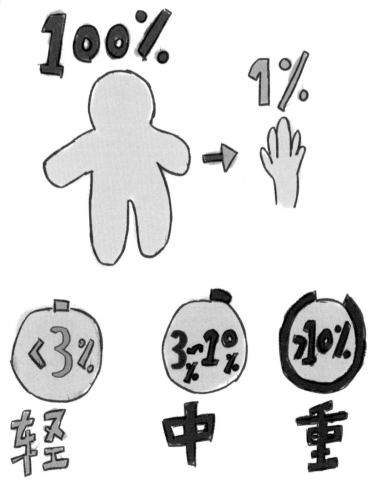

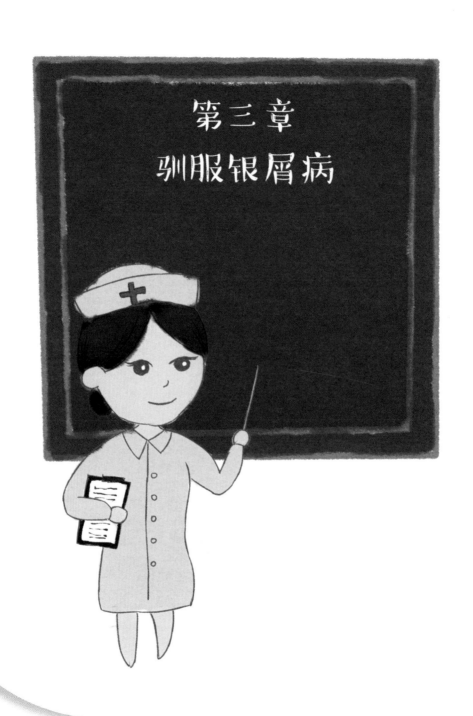

第三章

驯服银屑病

治疗也需"量体裁衣"

在给患者做出个体化的治疗方案之前，医生会做多种评分，评价疾病的严重程度（客观的）和它对患者生活质量的影响，并了解患者的治疗愿望（主观的）

PASI 评分 etc.
① 客观评价
② 主观需求 经济条件

比如有的患者虽皮损较多，但不把这个病放在心上，仍然潇洒自在；有的患者皮脂虽只有硬币大小，却感到十分痛苦，四处求医。医生也要考虑患者的时间、配合度和经济状况。

外用药须知一二三

银屑病患者，尤其是轻度银屑病患者，可能多多少少都用过以下3类药膏，医生为了这些药膏作用发挥至最大，副作用又降至最低，常常将它们合理搭配，扬长避短。所以，同样是花钱花时间，治病这件事，还是交由专业医生指导更为可靠。

糖皮质激素类

最常用的外用药，如地塞米松、氢化可的松、糠酸莫米松等乳膏，优点是起效快，疗效肯定。缺点是长期使用皮肤可能会萎缩变薄，不规则使用及突然停药有反跳的风险。

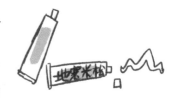

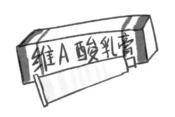

维 A 酸类

如他扎罗汀、维 A 酸乳膏，多用于较厚的皮损。

维生素 D3 衍生物类

如卡泊三醇、他卡西醇，优点是毒副作用小，可以作为长期维持、预防疾病复发的药物使用。

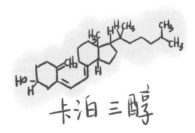

卡泊三醇

口服药物讲究多

维 A 酸类药物

第一章讲到银屑病表皮的细胞数量虽增长过快，但每个都不成熟。于是就有让它们生长速度变慢、个性更为成熟的药物，最常用的就是阿维A。

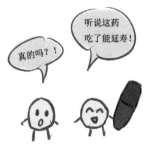

抗肿瘤药物

细胞增殖过快，那就阻止细胞增殖时所需原料的合成，掐断源头，禁止细胞野蛮生长。最常用的就是甲氨蝶呤（MTX），此药要医生严格评估病情才能服用，服用期间定期严密监测血常规、肝肾功能等。

免疫抑制药物

银屑病的皮损处都有 T 淋巴细胞的聚集，T 淋巴细胞本来是我们人体的卫士，应该全身巡游。但发生银屑病时，它们跑到皮肤凑热闹，还引发了一系列反应。免疫抑制药物就是选择性抑制了 T 淋巴细胞，但过度抑制会打击它们作为人体卫士的积极性，故一般用于比较严重的银屑病。

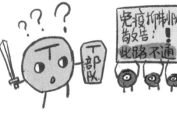

中草药口服

相当一部分患者会选择口服中草药，副作用较少，治疗过程中病情较稳定，很少出现停药后反弹更厉害的现象。望、闻、问、切结束后，判断患者属于血热、血瘀还是血虚，再开具相应的方子，每个人都是独一份！

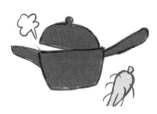

物理疗法不可少

窄谱紫外线 （NB-UVB）

"照光"通常指窄谱紫外线，相信很多患者都采用过，或者至少听医生说起过。

戴上护目镜，躺在那里或站在那里接受窄谱紫外线照射，它是一种经典的治疗银屑病的方法。

优点：疗效稳定可靠；

缺点：需频繁多次治疗，比如1周3次，次数少疗效相对慢，患者时间需保证，配合度要高。

注意：皮损夏季加重的患者不适用。

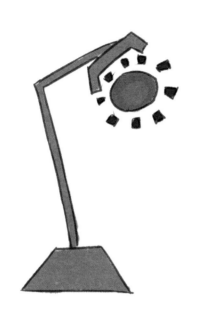

308nm 准分子激光

氯与氙反应的不稳定产物氯化氙被称为准分子，反应过程中发出波长308nm的光，因而得名。名字很高大上，操作却非常简单，机器一开，医生"嗒嗒"踩几下，就结束啦！

优点：疗效肯定；

缺点：收费高，适用于局部面积小的皮损，否则费用过于高昂。

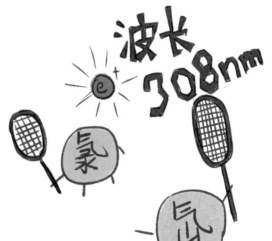

波长 308nm

氯

氙

特色疗法帮助多

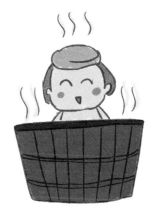

药浴

顾名思义，药浴就是在泡浴的水里加入中药成分，适用于皮损较厚的患者。药浴不仅能够使药物直接接触皮肤，起到治疗作用，还可以软化皮损，浴后再照光或者涂药可以大大提高治疗效果。

优点：安全，无副作用；

缺点：相对耗时。

注意：老年及心脏病患者需慎重考虑。

熏蒸

穿上一次性内衣，坐在熏蒸舱里，中药蒸气从舱的各个方面透出，逐渐全身热气腾腾，微微汗出，或者汗流浃背，毛孔打开，药物渗透，熏蒸结束顿时会觉得一身轻松。

优点：安全有效，毒副作用低；

缺点：相对耗时，手续繁琐。

注意：老年及心血管疾病患者谨慎使用，熏蒸期间密切观察。

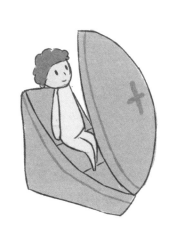

拔罐、走罐

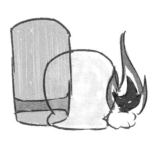

拔罐是将罐吸附于皮肤上，走罐是拉着罐贴着皮肤走。拔罐和走罐后可以立即松解皮肤，缓解紧绷状态，即刻就会感到舒服，后再联合其他治疗会起到事半功倍的效果。

优点：性价比高；

缺点：走罐遍数多少需依靠医生经验把控。

揭开生物制剂的神秘面纱

当患者用常规的治疗手段效果不佳时，或者患者由于一些原因不想或不能口服药物，并且在经济方面不考虑时，中重度及特殊部位经常规治疗仍不满意的患者可能考虑最新的生物制剂疗法，例如IL17A单抗（司库奇尤单抗、依奇珠单抗）、IL12/IL23单抗（乌司奴单抗）。

生物制剂可以精确打击银屑病关键环节，哪个因子多了就打哪个，简单、方便，效果肯定，目前是一些中重度银屑病的"王炸"。

但不是所有银屑病能用哦，还要排除结核、肝炎等疾病，并且应长期、定期使用。另外，本法又不能根治银屑病，只能延长其复发时间。

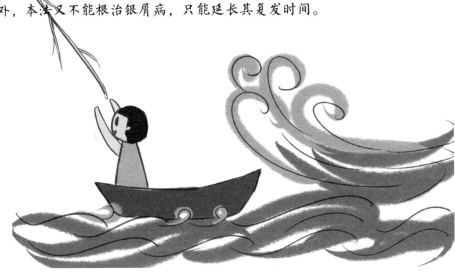

树立正确心态

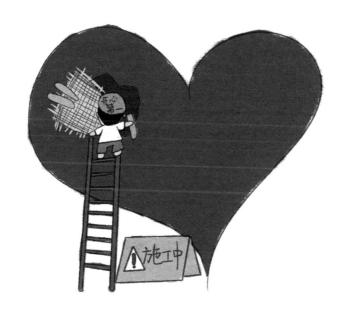

该用一种怎样的心态对待银屑病呢？

尽快消退，永不复发，是每位银屑病患者的愿望。可是理想丰满，现实骨感，任何一种方法都不能避免复发，也不要苛求将皮损赶尽杀绝。在医生的帮助下，尽量让它少影响自己的工作和生活，才是一种正确而积极的心态。

纠正错误认识

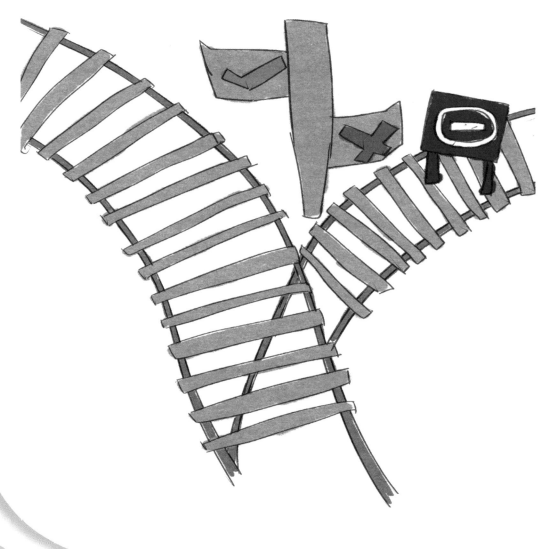

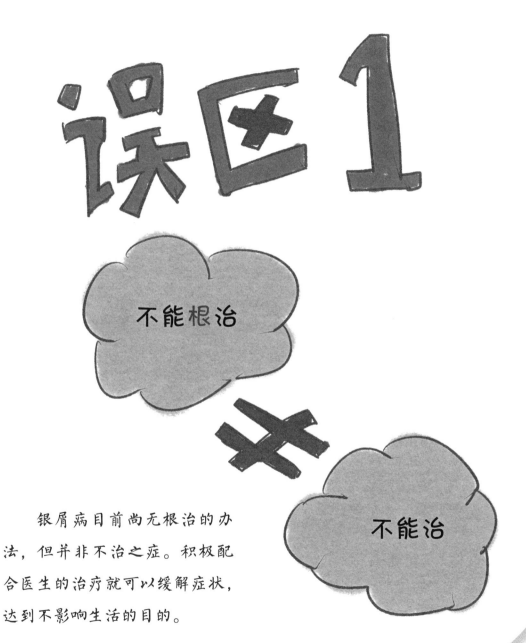

误区1

不能根治 ≠ 不能治

银屑病目前尚无根治的办法，但并非不治之症。积极配合医生的治疗就可以缓解症状，达到不影响生活的目的。

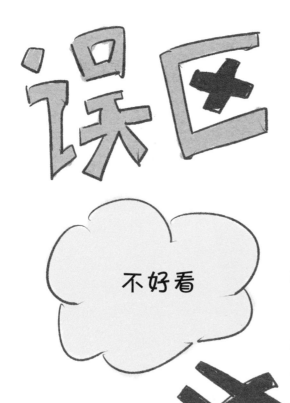

误区2

不好看 ≠ 会传染

银屑病表现在皮肤上的红斑、鳞屑，容易让人怀疑是不是传染，其实它是一种慢性炎症性疾病，不是传染病，无传染性，比"流感"安全多了。

家里人得了银屑病，不用提心吊胆，看起来可怕的银屑病实际上并不会传染，调整好心态，拥抱它会是最好的良药。

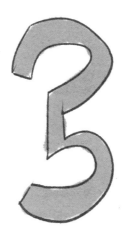

误区 3

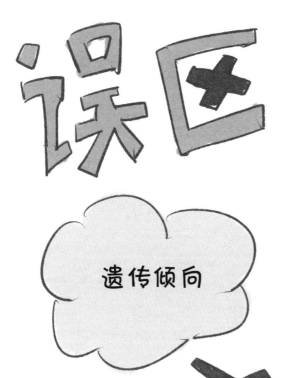

遗传倾向

儿子有银屑病，爸爸不一定有，爸爸有银屑病，儿子也不一定有，遗传只是银屑病众多发病因素中的一种。

遗传病

任何疾病都有遗传给下一代的可能性，银屑病表现为遗传倾向，并非伴特定染色体遗传，它的遗传性不该被过度夸大，患者完全可以正常婚育。

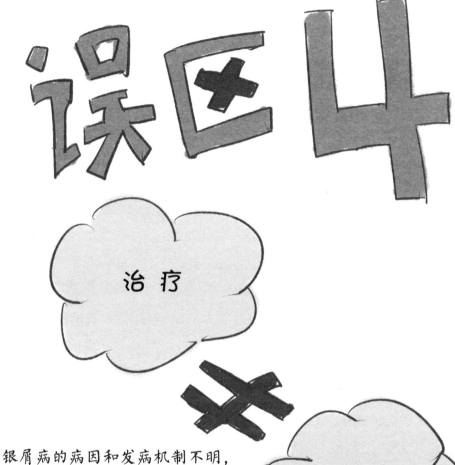

误区4

治疗

≠

除根

银屑病的病因和发病机制不明，因此，它的"根"是什么，"根"在哪里，目前还不得而知。它就像是你的一个朋友，可能到访过一次就不再来了，也可能会时不时造访。

误区5

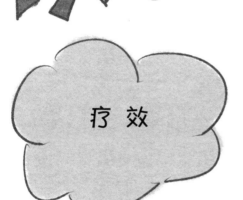

疗效 ≠ 长效

银屑病虽然多是反复发作，但它不危害生命，将它看成自己忠实的朋友，坚持长期、规范治疗，和它友好相处。片面追求短期疗效的方法可能会导致病情反弹，以致后来无法收场。谨记：慢治比快治好，不治比乱治好。

少吃多动

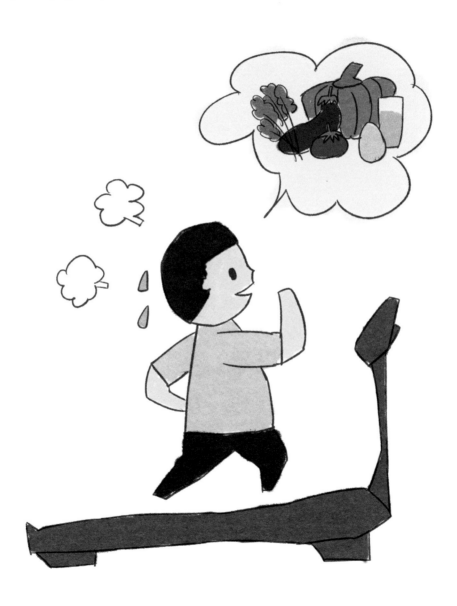

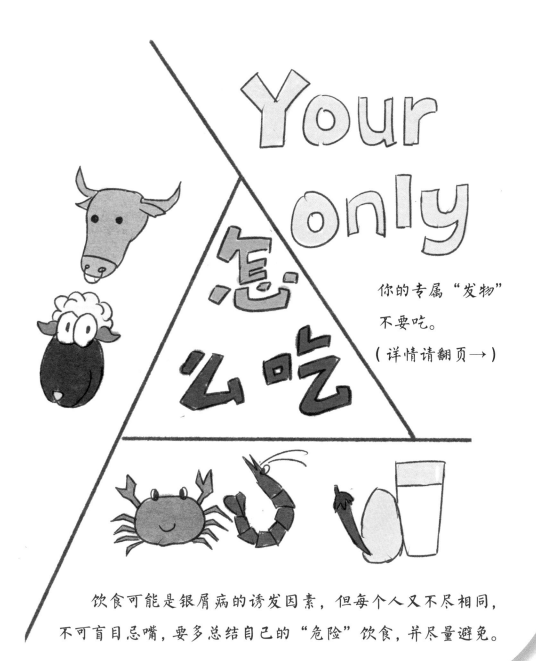

Your only

怎么吃

你的专属"发物"
不要吃。

（详情请翻页→）

饮食可能是银屑病的诱发因素，但每个人又不尽相同，不可盲目忌嘴，要多总结自己的"危险"饮食，并尽量避免。

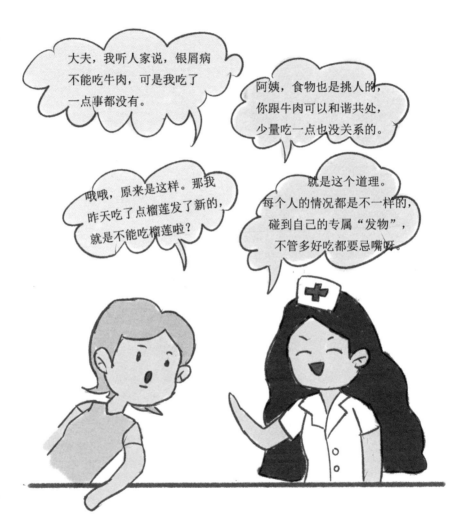

除了不能吃的，其他都能吃，患银屑病的你不需要搞特殊。

新鲜水果、蔬菜、白开水，总是没错的！

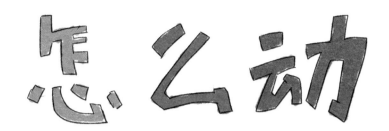

运动 & 发汗

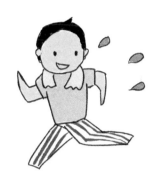

以温和的运动为主，出汗以微微出汗为佳，时间为1～2小时，注意运动过程中谨防碰伤，以防止发生同形反应，造成新发皮损。

泡澡

泡澡包括热水澡、药浴及温泉浴等多种选择。泡澡是一项放松身心的活动，同时能够浸润银屑病较肥厚的皮损。浴后可涂擦具有保湿效果的身体乳或其他药膏，能取得更好的效果。

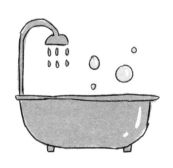

此外，放松心情、适当晒太阳（注意不可暴晒），也对银屑病皮损的恢复有良好的影响。

重在预防
远离不良习惯

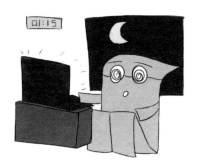

熬夜

银屑病是免疫介导的炎症性皮肤病，熬夜会加重免疫紊乱。

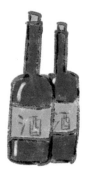

酗酒

饮酒量与银屑病关联紧密，一次性大量饮酒会导致免疫抑制，长期饮酒会引起炎性反应。

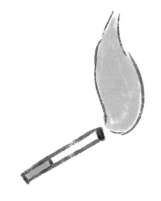

吸烟

吸烟会使银屑病发病和病情加重的风险上升。

第四章
银屑病小小问答

1. 银屑病治疗后已经稳定了，可以喝酒吗?

根据个人不同情况，如果酒是诱发或加重皮损的因素，则不可以。

2. 银屑病皮损厚厚的鳞屑可以抠除吗?

不可以，刻意抠除可能损伤表皮，诱发感染，加重皮损。

3. 银屑病是应该多洗澡还是少洗澡?

每天都可以洗，清洁皮肤，洗去鳞屑，洗后要涂医用保湿剂。

4. 如何知道自己的病情是稳定了还是进展了？

不断有新的皮损或原有皮损逐渐增大，提示疾病进展。无新发皮疹，则病情稳定。

5. 偏方验方治疗银屑病，是不是也可以尝试？

不可以，银屑病忌乱用药，以防皮损更为严重的反弹。

6. 气候因素会影响银屑病吗？

会的，寒冷季节银屑病易加重，要注意保暖，及时增减衣物。

7. 感染可以诱发银屑病，如果有感染情况，该怎么办？

及时处理，按时治疗，遵医嘱用药。

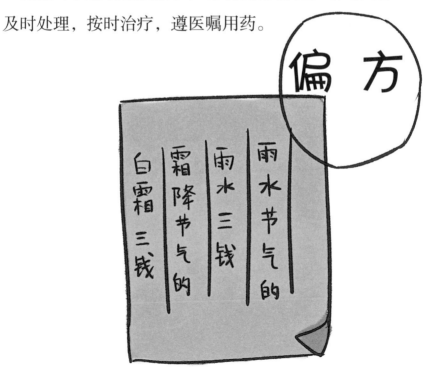

8. 如果需要服用其他药物，会不会对银屑病有影响？

一些药物会的，比如激素类药物，用药前需告诉医生银屑病史。

9. 银屑病如果不治疗会不会越来越严重？

会，尤其是中重度的银屑病，不仅仅是皮肤的问题，还会影响心脏、关节、代谢等。需要积极治疗。

10. 银屑病积极治疗，治好的概率有多大？

银屑病目前没有根治方法，积极正规治疗可加速皮损消退。

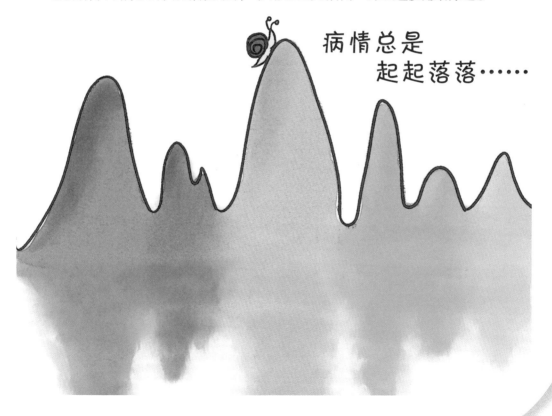

病情总是
起起落落······

第五章
银屑病零距离答疑平台

    如果关于银屑病方面您还有想了解的知识，可以扫描下方二维码，我们会及时解答。